TABES

D'ORIGINE HÉRÉDO-SYPHILITIQUE PROBABLE

FRACTURE SPONTANÉE

PAR LE PROFESSEUR

Alfred FOURNIER

LEÇON RECUEILLIE PAR

LE Dr BRUCHET

Chef de clinique à la Faculté de médecine

(Extrait de la *France médicale*, nᵒˢ 136, 137 et 138, t. II, 1885.)

PARIS

ADRIEN DELAHAYE ET ÉMILE LECROSNIER, ÉDITEURS

Place de l'Ecole-de-Médecine

1886

TABES

D'ORIGINE HÉRÉDO-SYPHILITIQUE PROBABLE

FRACTURE SPONTANÉE

TABES

D'ORIGINE HÉRÉDO-SYPHILITIQUE PROBABLE

FRACTURE SPONTANÉE

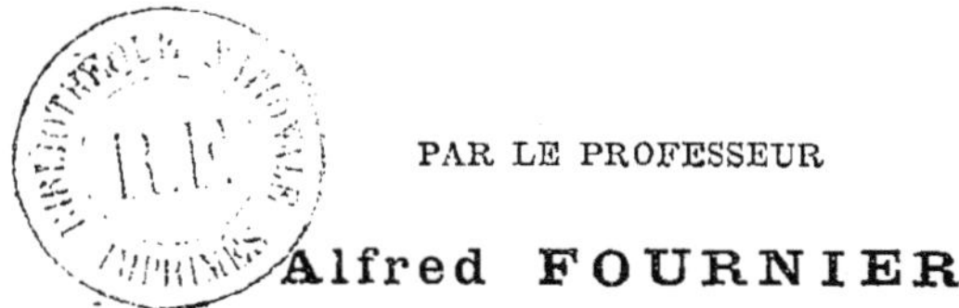

PAR LE PROFESSEUR

Alfred **FOURNIER**

LEÇON RECUEILLIE PAR

Le Dr BRUCHET

Chef de clinique à la Faculté de médecine

(Extrait de la *France médicale*, n°s 136, 137 et 138, t. II, 1885.)

PARIS

ADRIEN DELAHAYE ET ÉMILE LECROSNIER, ÉDITEURS

Place de l'Ecole-de-Médecine.

1886

TABES

D'ORIGINE HÉRÉDO-SYPHILITIQUE

PROBABLE

FRACTURE SPONTANÉE

Je vais vous parler aujourd'hui, Messieurs, d'un malade qui occupe le lit n° 69 de la salle Saint-Louis, et qui est affecté de *tabes* à la période préataxique.

L'histoire pathologique de ce malade présente trois points particulièrement dignes d'attention, à savoir :

1° Révélation clinique de ce *tabes* par des troubles urinaires; c'est de par ces troubles, comme vous allez le voir dans un instant, que le tabes a été soupçonné, recherché et découvert sur le malade en question.

2° Production, au début de ce *tabes* et antérieurement à toute autre manifestation apparente, d'une de ces curieuses fractures auxquelles on a donné très justement le nom de *fractures spontanées du tabes.*

3° Origine probable de ce *tabes* dans une *infection syphilitique héréditaire.*

Voyons tout d'abord, en quelques mots, l'observation de ce malade.

C'est un homme âgé de 38 ans, de développemen tmoyen, de tempérament lymphatique. Son enfance a été pénible et troublée notamment par des maux d'yeux fréquents, dont quelques-uns ont été singulièrement prolongés.

Depuis lors, à cela près de douleurs articulaires (dont nous aurons à reparler), il a joui d'une bonne santé.

Employé de commerce, laborieux et gagnant bien sa vie, il n'a jamais eu à souffrir de privations. — Il n'a pas abusé de la vie et dit n'avoir jamais commis aucun excès, ni de femmes, ni de boissons.

Les accidents qui l'ont amené à l'hôpital sont de date toute récente, ils remontent au 12 avril dernier. Ce jour où plutôt cette nuit-là, s'étant couché absolument bien portant, il a été réveillé par un besoin d'uriner ; il s'est mis en position pour satisfaire ce besoin, mais sans résultat.

Très étonné, il a persisté, il a renouvelé ses efforts, il a attendu longtemps : « rien n'est venu ».

Alors il s'est recouché, s'est rendormi ; puis, le lendemain matin il a pu uriner. Mais à dater de ce jour, il n'a pas cessé d'éprouver un trouble notable de la miction. Quand il voulait uriner, il n'y parvenait qu'au prix de grands efforts et après une attente de dix minutes environ ; si bien qu'il n'osait plus s'aventurer à uriner dehors.

Puis, chose curieuse, ces symptômes, un beau jour, se sont évanouis subitement et spontanément. Il se crut guéri, et de fait, il le fut pendant douze à quinze jours, n'éprouvant plus rien d'anormal vers les organes urinaires.

Mais bientôt des symptômes morbides d'un nouveau genre se sont reproduits vers le même système. Ceux-ci, beaucoup plus gênants et plus alarmants, consistaient en ceci : *besoins fréquents* d'uriner ; — *nécessité d'uriner séance tenante*, dès le besoin éprouvé, sous peine d'écoulement involontaire de quelques gouttes d'urine dans le pantalon ; — la nuit, *incontinence d'urine* ; — et enfin, *miction douloureuse* ; douleurs vives, ressenties dans un point du canal, au moment du passage de l'urine.

Alors, effrayé de tels accidents, le malade est venu — et il ne pouvait mieux faire — réclamer les secours de mon collègue et ami le D^r Le Dentu.

M. Le Dentu a interrogé et examiné le malade ; il lui a exploré l'urèthre et n'a rien constaté que de normal de ce côté. Il lui a de même exploré la prostate, la vessie, et a trouvé tout ces organes en parfait état. Des résultats négatifs de cet examen il a conclu que le malade ne présentait absolument aucune lésion des organes génito-urinaires, que ce n'était pas un « urinaire chirurgical », que c'était un « *faux urinaire* », suivant l'expression mise à la mode par M. Guyon, et il l'a fait passer dans mon service.

Nous avons répété à notre tour les diverses explorations faites par M. Le Dentu, et il est inutile de dire que nous avons abouti aux mêmes résultats, c'est-à-dire abouti à constater que les troubles dont se plaignait le malade ne dérivaient en rien d'une lésion des organes urinaires.

Puis, nous avons cherché à quelle maladie il convenait de rapporter ces troubles. Notre embarras n'a pas été grand, car il est une maladie qu'entre toutes dénotent de tels symptômes; cette maladie, c'est le *tabes*.

Donc, nous avons immédiatement recherché le *tabes* comme origine probable de tels accidents, et nous l'avons découvert sans peine, s'attestant par divers signes, notamment par les trois suivants :

1° *Douleurs fulgurantes*, absolument typiques. — Depuis dix-huit mois à deux ans, le malade ressent dans les pieds, notamment dans la région du métatarse, des élancements subits, instantanés, très pénibles, semblables à des *commotions électriques*. Il caractérise fort bien ces douleurs ; s'il ne s'en était pas plaint spontanément, nous dit-il, c'est que ces douleurs « ne font que passer comme l'éclair ; c'est l'affaire d'une seconde, d'une demi-seconde; c'est une sorte d'étincelle qui traverse le pied, puis tout est fini. »

Ces douleurs, tantôt il les ressent à maintes reprises dans l'espace d'une journée ; et tantôt il en est délivré pour plusieurs jours.

Impossible, Messieurs, de mieux décrire les douleurs fulgurantes du tabes, qui reviennent sous forme d'élancements instantanés et se produisent par accès intermittents.

Et de plus, ce n'est pas là un phénomène passager, sur lequel le malade pourrait faire erreur; c'est un symptôme auquel il est habitué, qu'il connaît parfaitement, d'une façon déjà ancienne, et qu'il traduit très fidèlement.

2° *Fracture de jambe*. — Le malade, il y a quelques années (en 1879), s'est fracturé la jambe gauche, et cela dans de telles conditions que cette fracture peut et doit être qualifiée de l'épithète de *spontanée*, comme nous le verrons dans un instant.

Cette fracture offre absolument les caractères de ces curieuses fractures qu'avec toute raison MM. Charcot et Weir Mitchell ont rattachées au tabes.

3° Sans être le moins du monde ataxique, le malade offre déjà divers symptômes d'*incertitude motrice*.

Ainsi, il éprouve, dit-il spontanément, une certaine gêne, un certain embarras à descendre un escalier ; il ne le descend plus « comme il le descendait autrefois ».

Il marche bien (réserve faite pour un certain degré de claudication due à un raccourcissement notable du membre, survenu à la suite de la fracture) ; mais déjà peut-être manifeste-t-il une légère incorrection dans le mouvement subit de *volte-face*.

En tout cas, et ceci est bien autrement péremptoire, il ne conserve l'équilibre que difficilement et avec des oscillations manifestes dans la station sur un pied, avec occlusion des yeux.

Vous connaissez tous ce signe, dit *signe du cloche-pied*, avec ou sans occlusion des yeux, signe sur lequel j'ai longuement insisté dans une série de conférences précédentes et qui constitue, à mon sens, le réactif le plus sensible de l'incoordination latente ou naissante. Il consiste à faire tenir le malade à cloche-pied, et cela tour à tour les yeux ouverts et les yeux fermés. Eh bien, si nous soumettons notre malade à ce délicat procédé d'analyse, nous le voyons se tenir encore assez correctement les yeux ouverts ; mais, dès qu'il les ferme, il oscille, il trébuche, il n'est plus sûr de son équilibre.

Joignez enfin à ces divers signes un certain degré d'*hyperesthésie* au niveau de la face plantaire du pied, hyperesthésie qui rend le contact du sol quelque peu sensible, qui force le malade, comme il le dit, à « choisir son chemin, à éviter les pavés, les sols inégaux »; — et vous aurez un ensemble de signes ne laissant pas le moindre doute sur l'*état tabétique* de notre malade.

Je dis l'état tabétique, notez-le bien, et non pas l'état ataxique. Car notre malade n'est encore en rien un ataxique ; il marche bien ; il ne présente aucune incoordination dans les mouvements, qui s'exécutent d'une façon normale, physiologique ; mais il est dans cette première période de l'ataxie où l'incoordination motrice ne figure pas encore, ne prend pas encore place dans la série morbide ; il est dans cette période que j'ai qualifiée du nom de *période préataxique* du tabes.

Notons incidemment ce détail : les réflexes rotuliens sont encore absolument conservés. Que cela ne vous étonne pas, Messieurs ; car, contrairement à une erreur trop accréditée, l'abolition de ces réflexes peut être tardive, si tardive même que certains malades traversent toute la période préataxique du tabes en conservant l'intégrité de leurs réflexes rotuliens.

Au total donc, et sans qu'il soit besoin d'insister davantage, notre malade est incontestablement un tabétique, et un tabétique dans la période dite préataxique ; voilà qui est bien démontré.

Or, je vous ai dit que l'histoire pathologique de cet homme présentait diverses particularités dignes du plus haut intérêt clinique, que je me proposais d'étudier en détail avec vous ; j'arrive à cette partie de mon sujet.

I.

Premier point. — Comment le tabes de notre malade nous a-t-il été révélé? Quels symptômes l'ont signalé à notre attention?

Réponse catégorique : ce tabes nous a été révélé, exclusivement révélé, par les troubles urinaires qui se sont produits chez le malade. Si ce n'étaient ces troubles urinaires, le malade ne se plaindrait encore de rien ; il ignorerait et nous ignorerions, comme lui, qu'il est affecté de cette grande et terrible maladie qu'on appelle le tabes.

Donc ici, comme en tant d'autres cas que je signalais l'année dernière à votre attention, les troubles urinaires ont servi de *symptômes révélateurs* du *tabes*.

Ces symptômes, en l'espèce, n'ont pas été les premiers à se produire, puisqu'ils ont été précédés, à quelques années de date, par un autre accident d'ordre non moins tabétique, à savoir, une *fracture spontanée*, et par d'autres manifestations qui sont restées ou inaperçues ou inappréciées à leur juste valeur (telles que douleurs fulgurantes, ébauche d'incertitude d'équilibre dans certains mouvements spéciaux, etc.); mais ils ont été les premiers signes *perçus* par le malade et signalés au médecin. C'est à leur propos, et à leur propos exclusivement, que cet homme s'est jugé malade et est venu ici réclamer les secours de l'art. Il s'est cru affecté d'une « maladie de l'urèthre ou de la vessie », et, tout naturellement, il s'est adressé à un chirurgien pour lui en demander la guérison. Et c'est à leur propos encore que, ne trouvant ni dans l'urèthre, ni dans la prostate, ni dans la vessie l'explication des troubles accusés par le malade, nous avons cherché et découvert le tabes jusque-là méconnu, ignoré, *latent*.

Eh bien, Messieurs, il faut le savoir, telle est l'histoire de quantité de malades chez lesquels le tabes débute, sinon en réalité, du moins en tant que manifestation clinique remarquée et dénoncée au médecin, par des troubles vésicaux ou uréthraux, tels que rétention d'urine, pollakisurie, parésie vésicale, incontinence, cystalgie, uréthralgie, etc.

Cela, je le répète, il faut bien le savoir et le conserver en souvenir, pour apprécier comme il convient de tels symptômes, pour ne pas prendre le change à leur propos, pour reconnaître et dépister de par eux ce qu'on appelle le *tabes à début vésical* ou *vésico-uréthral*.

Les symptômes qui constituent cette forme initiale du tabes, je n'ai plus à vous les faire connaître ; je vous les ai décrits longuement l'année dernière, dans des leçons qui ont été publiées. Je me bornerai donc, en ce qui concerne le malade actuel, à vous dire sommairement ce en quoi ils ont consisté, et ne ferai qu'insister sur quelques particularités spéciales qui les ont signalés à notre attention, en tant que signes probables de tabes.

Tout d'abord, remarquez cette *invasion brusque, soudaine*, se faisant dans l'espace d'une nuit. Le malade se couche bien portant, ayant uriné jusqu'alors « comme tout le monde ». Il est réveillé par un besoin d'uriner ; il se présente, et ne peut uriner ; il s'efforce, il « pousse »; pas une goutte ! Donc, rétention d'urine absolue ; et rétention inattendue, survenue sans cause, sans prodromes, sans le moindre incident précurseur.

N'est-ce pas là, je vous le demande, un fait singulier, presque extraordinaire ? Certes, ce n'est pas ainsi que débutent la plupart des rétentions d'urine d'origine vulgaire, précédées qu'elles sont par des troubles divers, notamment par des phénomènes progressifs de dysurie.

Ici, début subit, et trouble fonctionnel porté d'emblée à son apogée.

Eh bien, c'est ainsi que s'annoncent et débutent assez souvent les troubles tabétiques de la vessie ; et je pourrais, à ce propos, vous citer nombre de cas du même genre.

En second lieu, *rémission spontanée* et *guérison spontanée* des troubles vésicaux.

Pendant un certain temps, le malade n'urine qu'avec des difficultés excessives, en « poussant », en *attendant* pendant plusieurs minutes l'issue de l'urine. Cependant il ne fait rien pour se soulager. Puis, un beau jour, tout cela cesse ; et soudain, le voilà guéri.

Encore un fait extraordinaire ou tout au moins insolite, n'est-ce pas ? Les rétentions d'urine, les dysuries les plus ordinaires, ont-elles pour habitude de se juger ainsi *sponte suâ*? Ce sont les rétentions, les dysuries tabétiques qui, presque seules, affectent une telle allure. Et impossible de ne pas les rapprocher à ce point de vue de nombre d'autres symptômes tabétiques, qui apparaissent pour un temps et disparaissent *sponte suâ*, tels que les paralysies oculaires, les vertiges, les troubles gastriques, etc., qui assez ordinairement n'ont qu'un temps et quittent soudainement la scène après l'avoir occupée quelques semaines ou quelques mois.

Remarquez, en troisième lieu, cette succession singulière de phénomènes divers, voire différents :

Tout d'abord, rétention d'urine et symptômes de parésie vésicale ; — puis, après un court stade de guérison, phénomènes inverses *d'in-continence urinaire ;* — et, avec cela, *ténesme vésical ;* — et, avec cela, *phénomènes d'uréthralgie.*

Cette association ou cette succession à courte échéance de symptômes diamétralement opposés est chose commune dans le tabes, et chose qui ne s'observe guère, au moins au même degré, dans les affections vésicales ou uréthrales d'autre nature.

Somme toute, il y a là, dans tout cet ensemble symptomatologique, dans cette apparition brusque des accidents, dans cette guérison absolue et passagère, dans cette invasion nouvelle de troubles morbides, dans cette association singulière de symptômes variés et parfois contradictoires, il y a là, dis-je, quelque chose de spécial, quelque chose qui *sent le tabes,* passez-moi l'expression, et qui certes est bien de nature à éveiller le soupçon, à diriger le diagnostic dans la voie du tabes.

II.

Second point. — C'est aujourd'hui un fait acquis et notoire que certaines *fractures* relèvent directement du tabes en tant que cause prédisposante et effective, à ce point que, sans exagération, ces fractures ont reçu le nom de *fractures tabétiques.*

Énoncé pour la première fois, en 1873, par MM. Charcot et Weir Mitchell, ce curieux fait relatif à l'influence du tabes sur la production de certaines fractures a été depuis lors vérifié par de nombreux observateurs, et a donné lieu à toute une série de travaux, de notes, de thèses inaugurales dont l'énumération ne saurait trouver place ici.

Le caractère, non pas pathognomonique, mais cliniquement majeur de ces fractures tabétiques, c'est à coup sûr leur *spontanéité de production.* Ces fractures sont bien, comme on l'a dit, des fractures *spontanées ;* spontanées, c'est-à-dire : ou bien se produisant sous l'influence d'une cause traumatique tout à fait disproportionnée avec l'effet produit, d'une cause incapable par elle-même, par elle seule, de déterminer la fracture d'un os ; — ou bien se produisant absolument *sans cause,* dans l'exercice d'un acte physiologique, tel que la marche, par exemple.

Ce qui, en effet, recommande tout spécialement ces fractures à l'attention, c'est l'absence d'une cause suffisante pour les produire, c'est ce fait étonnant d'un os qui se rompt sans que sa rupture soit explicable par une violence capable de le briser.

Lisez, en effet, les observations où la cause déterminante de fractures de ce genre a pu être exactement relevée, et vous serez frappé du contraste qui existe toujours entre un *traumatisme important*, tel que la brisure d'un os, et la cause à l'occasion de laquelle s'est produite cette fracture.

Exemples : Ici, c'est un malade tabétique qui se casse le fémur en faisant effort pour se chausser; — là, c'est un autre malade qui se brise le fémur par l'action d'un simple effort pour retirer sa botte ; — dans un autre cas, c'est une malade qui se brise les deux os de l'avant-bras gauche en changeant de position dans son lit, et qui, trois mois plus tard, se brise l'autre avant-bras en se redressant sur ses draps ; — ailleurs, c'est une femme qui se fracture la clavicule en voulant soulever un matelas ou en tirant un oreiller; — c'est un malade qui se fracture le maxillaire inférieur en cassant avec les dents un morceau de sucre candi ; — ailleurs encore, ce sont des malades qui se brisent les jambes « en marchant sur la queue d'un chat », en se mettant dans un bain, en descendant un escalier, voire enfin en marchant le plus tranquillement du monde, et sans avoir fait ni faux pas, ni glissade, ni effort pour se retenir, etc.

En un mot, partout et toujours ce sont des fractures se produisant ou bien à propos de causes absolument minimes, insignifiantes, absolument incapables de déterminer par elles seules un accident de cet ordre, ou bien même quelquefois des fractures se produisant dans l'exercice d'un acte physiologique.

Bien entendu, ces fractures extraordinaires du tabes ont une autre explication que l'incident banal, quel qu'il soit, à propos duquel elles se produisent. Elles ont une cause réelle qu'elles doivent au tabes, et cette cause est actuellement connue, déterminée. Elle consiste en un *trouble trophique des os*, qui se produit sous l'influence du tabes. Et ce trouble trophique, un mot le résume en le qualifiant, c'est une *ostéite raréfiante*.

L'anatomie pathologique, en effet, a montré dans les os tabétiques un processus d'ostéite raréfiante, dont je n'ai pas à vous dire ici les détails, mais qui se résume en ceci :

Dilatation progressive et considérable des canaux de Havers, et *résorption parallèle* du tissu osseux au pourtour de ces canaux.

Sous cette influence, il se creuse de véritables lacunes au centre même du tissu osseux, lacunes qui s'emplissent de graisse. Cette graisse prend la place du tissu osseux normal. De là résulte un amincissement de la diaphyse, qui diminue ainsi à la fois et de volume et de résistance. Somme toute, *atrophie interstitielle* de l'os qui perd une partie de sa substance et dont la résistance se trouve de la sorte diminuée, amoindrie, telle est la lésion qui prépare la fracture tabétique.

Puis, parallèlement, une *altération chimique* intervient dans la composition de l'os ainsi affecté. Elle consiste surtout en ces deux faits majeurs :

1° D'une part, *surabondance de l'élément graisseux*. Alors que l'os normal (privé de sa moelle) ne contient que fort peu de graisse, la proportion de cette substance trouvée par M. Regnard dans les os ataxiques s'est élevée à 37 p. 100 ;

2° D'autre part, *diminution énorme des phosphates.*

Dans un os normal, la proportion des phosphates est d'environ 48 p. 100. Dans les os ataxiques, elle est réduite, toujours d'après M. Regnard, à 11 p. 100, ce qui équivaut à une perte de plus des trois quarts.

Dès lors, tout s'explique. La cause réelle d'une fracture se trouve ainsi révélée: Ces fractures dites *spontanées* sont, en réalité, des fractures *préparées*, préparées par une lésion intime de l'os qui, raréfié dans sa substance, diminué dans son volume, et partant amoindri dans sa résistance, se rompt à l'occasion d'un effort quelconque ou d'un choc minime, et cela parce qu'il n'a plus sa force normale, parce qu'il est devenu incapable d'exercer ses fonctions de levier et de support, parce que ce n'est plus un os à proprement parler, mais une tige affaiblie, mince, vermoulue, atrophiée. Il se rompt alors — la comparaison me paraît absolument exacte — à la façon d'une charpente qui, rongée par les vers ou usée par le temps, s'écroule, s'affaisse sous le poids de l'édifice qu'elle supporte ou à l'occasion d'un choc, d'une violence qu'elle n'est plus capable de compenser.

Donc l'origine réelle de ces fractures tabétiques n'est pas dans la violence à laquelle elles succèdent, mais bien dans la lésion de l'os depuis longtemps préparée, mais insidieusement préparée et *latente.*

Si j'avais à vous tracer ici l'histoire chirurgicale de ces fractures du tabes, je vous dirais qu'elles sont remarquables non pas seulement par leur étiologie spéciale, mais encore à des titres divers; j'aurais à répéter ce qu'en ont dit déjà plusieurs chirurgiens, notamment M. le professeur Trélat, qui leur a consacré une de ses savantes leçons, à savoir, par exemple :

Que ces fractures se produisent sans grand appareil symptomatologique ; — que, d'une façon générale, elles sont remarquablement ou relativement indolentes ; — qu'elles n'ont ni les douleurs vives, ni les douleurs nettement localisées des fractures ordinaires ; —que la crépitation y fait presque toujours défaut ; — que, de même, on n'y observe ni ecchymose primitive, ni ecchymose consécutive ; — qu'elles ne s'accusent guère que par une mobilité anormale, souvent douteuse, et un empâtement périphérique plus ou moins notable; toutes particularités qui expliquent qu'elles aient pu rester méconnues plus d'une fois; — qu'elles se consolident en général facilement et rapidement, en laissant un cal souvent volumineux et parfois difforme (Trélat), etc.

Mais je me garderai d'insister davantage sur cette partie chirurgicale du sujet, pour laquelle je décline toute compétence, et je reviens à ce qui me concerne.

Ce qui me concerne et nous intéresse, nous médecins, c'est le fait même de ces singulières fractures survenant au cours du tabes et attestant un trouble trophique dans un système autre que ceux où nous sommes habitués à constater l'influence de la maladie. N'est-il pas étonnant de voir le tabes, cette maladie qu'on avait primitivement cantonnée dans un département spécial de la moelle et restreinte à de simples troubles de coordination motrice, étendre son action jusque sur le squelette ? A mesure que nous avons appris à connaître le tabes, nous avons assisté à sa dissémination, à son éparpillement sur les divers systèmes organiques. De sorte qu'aujourd'hui il s'en faut de peu qu'on n'ait constaté son influence sur la généralité de ces systèmes.

Ce qui ne nous intéresse pas moins, au point de vue de la physiologie pathologique du tabes, c'est de rechercher, dans l'espèce, *à quelle période* de son existence il peut exercer son action sur le système osseux. Or, il est certain (ainsi que l'a établi par une statistique le Dr Stroici, dans sa thèse inaugurale de 1882) que, pour la grande majorité des cas, les fractures tabétiques se produisent dans une période assez avancée de la maladie, c'est-à-dire *dans la période ataxique*, consécutivement à l'invasion des phénomènes d'incoordination.

« Sept fois sur dix, dit M. Stroici, les accidents osseux se produisent en pleine période d'incoordination. »

Mais il n'est pas moins avéré, d'après un certain nombre d'observations, que les mêmes accidents peuvent aussi se produire antérieurement à l'invasion des phénomènes d'incoordination, c'est-à-dire *dans la période préataxique*.

Et même quelques cas tendent déjà à démontrer que ces accidents peuvent prendre place tout à fait *au début de cette période préataxique*, c'est-à-dire constituer l'une des premières manifestations de la maladie, voire *la première* manifestation cliniquement appréciable du tabes. En d'autres termes, il est des cas (et vous allez voir dans un instant que le nôtre en fait partie) où des fractures d'ordre incontestablement tabétique se sont produites à une époque où le tabes ne pouvait encore être soupçonné par aucun accident d'ordre spécial. Or, je vous le demande, n'est-ce pas singulier qu'un trouble aussi important, qu'une dystrophie majeure, comme celle qui peut aboutir à une fracture, puisse se produire à des étapes aussi variées et aussi chronologiquement dissemblables de l'affection ?

Que si maintenant nous examinons notre malade à ces divers points de vue, que trouvons-nous sur lui?

Tout d'abord, la fracture dont il a été atteint en 1879 est bien une fracture d'ordre tabétique. Et, en effet, elle présente tous les caractères de ces sortes de fractures, notamment par ces deux points que, seuls, nous pouvons bien apprécier à distance, à savoir : *spontanéité* et *indolence*.

Elle a été essentiellement spontanée, spontanée par excellence; et c'est là, inutile de le rappeler, l'attribut majeur, capital en l'espèce. Comment s'est-elle produite, en effet? *En marchant*, et sans chute, sans choc, sans violence, sans faux pas, sans glissade, sans aucun effort musculaire.

Le malade, qui est fort intelligent, en rend compte d'une façon nette, précise, catégorique : « Je marchais, dit-il, sur une avenue en pente douce, lorsque, brusquement, sans la moindre cause, sans avoir glissé, sans m'être heurté, sans avoir fait le moindre écart, je me suis senti précipité à terre ; ma jambe avait *fléchi* sous moi, avait *manqué sous moi*. Elle s'était brisée comme un bâton sur lequel on appuie trop fortement ; elle s'était brisée comme un morceau de verre, etc. »

Une particularité spéciale qu'il nous a racontée a même fixé d'une façon précise ses souvenirs à ce sujet. Et, en effet, l'accident dont il venait d'être victime a donné lieu à une enquête. On s'en était ému dans sa petite commune ; et, comme sa chute s'était produite un jour de procession, les adversaires des processions publiques avaient attribué l'accident à ce qu'il avait glissé ou pu glisser sur les feuillages dont on a coutume, dans les campagnes, de joncher les chemins sur le parcours du cortège religieux. Or, nous dit ce malade, « je n'ai pas pu, tout d'abord, glisser sur des feuillages, pour la bonne raison qu'il n'y avait pas de feuillages là où je suis tombé ; et, de plus, je n'ai pas glissé du tout. Je ne me suis pas cassé la jambe parce que je suis tombé ; je suis tombé parce que ma jambe, pour une raison que j'ignore, s'est cassée sous moi. »

C'est donc bien là, par excellence, une fracture spontanée. — Quelle qualification, sinon celle-ci, donner à une fracture qui se produit ainsi, sans cause, en marchant?

D'autre part, cette fracture a été singulièrement *indolente*. C'est encore ce dont témoigne le malade : « Je n'avais ressenti, dit-il, aucune douleur en tombant, et j'essayais de me relever; mais je m'aperçus alors que cela m'était impossible. J'examinai ma jambe, que je trouvai toute déformée, manifestement brisée. Les deux fragments chevauchaient l'un sur l'autre ; et ce fut seulement en les faisant mouvoir avec le doigt que je ressentis une douleur que je n'avais pas perçue jusqu'alors. »

Enfin cette fracture, bien que grave ou au moins importante (puisqu'elle intéressait les deux os de la jambe avec un déplacement considérable), n'a pas présenté la moindre complication, le moindre incident. Elle a guéri le plus simplement du monde.

Nul doute, en conséquence, que cette fracture n'ait été un symptôme, une manifestation du *tabes* dont le malade était déjà affecté; et cela pour trois raisons également probantes, à savoir : 1° parce que cette fracture présente tous les attributs d'une fracture tabétique ; — 2° parce qu'elle s'est produite chez un sujet que nous trouvons aujourd'hui manifestement affecté de *tabes;* — 3° parce qu'après minutieux examen nous ne trouvons, ni dans les antécédents de cet homme, ni dans son état actuel, aucune raison organique de nature à expliquer un accident de ce genre.

Inutile d'insister davantage; la question me paraît amplement jugée.

Autre question ; A quelle période du tabes s'est produite cette fracture?

Etablissons, pour répondre à cette seconde question, la chronologie des accidents tabétiques relevés chez notre malade :

En 1877, douleurs articulaires vagues, ayant longtemps persisté et s'étant depuis lors plusieurs fois reproduites. S'agit-il là de douleurs simplement rhumatismales, ou bien s'agit-il de ces arthropathies tabétiques qui ont été signalées par M. Charcot et qui, plusieurs fois, ont préludé aux fractures du tabes? C'est ce dont il serait impossible de juger actuellement avec les seuls commémoratifs dont nous disposons.

En 1879, fracture de jambe;

En 1882, invasion nouvelle de douleurs articulaires;

En 1883, douleurs fulgurantes typiques ;

En 1885, troubles urinaires, etc.; et alors, seulement, découverte du tabes,

Or, de cela il résulte :

D'une part, que cette fracture s'est produite dans la prériode préataxique du tabes. Cela est de toute évidence, puisque aujourd'hui encore notre malade n'est pas ataxique. Il marche bien (à part la claudication due au raccourcissement du membre fracturé), et aucun trouble d'incoordination n'est encore perceptible sur lui.

D'autre part, il n'est pas moins manifeste que cette fracture s'est produite sinon tout à fait au début du tabes, du moins *comme un des premiers accidents* de la maladie.

Si l'on admet (et je pencherais volontiers pour cette manière de voir, en l'absence de toute prédisposition du malade au rhumatisme et de tout antécédent rhumatismal), si l'on admet, dis-je, que les manifestations articulaires dont il nous parle aient été des arthropathies tabétiques, la fracture leur aurait succédé à deux ans de date.

Si l'on admet, au contraire, que ces accidents articulaires relevaient d'un rhumatisme coïncidant et non du tabes, la fracture aurait été le *premier* phénomène en date ; elle aurait ouvert la série morbide.

Toujours est-il, et cela d'une façon incontestable, qu'elle a précédé de trois ans au moins la première invasion des douleurs fulgurantes, et de cinq ans le premier ordre de symptômes qui a fait reconnaître le tabes, à savoir : les troubles urinaires.

Elle aurait donc, en somme, constitué un accident *remarquablement précoce* du tabes, un accident voisin du début et de longtemps antérieur aux manifestations d'autre siège. Et c'est là, à coup sûr, une particularité remarquable du cas que nous étudions.

A part une observation de M. Trélat (*Journal des conn. méd.*, août 1882), où malheureusement les commémoratifs ne sont que vaguement indiqués, je n'ai trouvé aucun fait où une fracture de cet ordre ait servi, pour ainsi dire, d'exorde au tabes. Mais il est à croire que des faits de ce genre ont pu facilement être méconnus. Nous n'avons donc rien à préjuger, quant à présent, sur le degré de fréquence ou de rareté d'un tel accident au début même du tabes. L'avenir et une plus longue expérience pourront seuls nous éclairer à ce sujet.

III

Un troisième point, — et celui-ci du plus haut intérêt, — ressort de l'examen de notre malade.

Il est relatif à l'étiologie même de ce tabes.

D'où provenait le tabes chez notre malade? A quelle cause peut-il être rattaché? C'est là ce que nous avons soigneusement recherché, comme nous avons l'habitude de le faire, à propos de tous les cas qui se présentent à nous.

Or, ici, toutes nos recherches n'ont abouti, d'abord, qu'à des constatations absolument et formellement négatives.

En premier lieu, pas de prédisposition nerveuse héréditaire. Rien du côté des ascendants, ni des collatéraux, en tant qu'affection nerveuse.

J'insiste sur ce point, parce qu'on a prétendu que le tabes était surtout et par-dessus tout une maladie de race, de famille, une maladie qui s'observe spécialement chez les sujets nerveux. Or, pour contenir une part de vérité, cette doctrine est entachée d'une bien plus grosse part d'erreur. La prédisposition nerveuse héréditaire ne suffit pas à elle seule à faire le tabes ; elle n'en constitue qu'une prédisposition.

En second lieu, impossibilité de découvrir chez notre malade aucune de ces causes qui, à titres divers, à titre quelconque, figurent parfois dans l'étiologie du tabes, telles que alcoolisme, excès, excès sexuels, influence du froid ou de l'humidité, pyrexies, traumatisme, commotion nerveuse, etc.

Enfin, et ce n'est pas ce qui nous surprenait le moins, même impossibilité de découvrir sur lui la cause de beaucoup la plus habituelle du tabes, à savoir : la *syphilis*. Très certainement, ou du moins, autant qu'il est possible de l'affirmer, notre malade n'a pas contracté la syphilis. Nous avons bien découvert sur lui, au niveau de la région moyenne du fourreau, une toute petite cicatrice en forme de grain de blé, vestige d'une lésion que le malade aurait eue là, il y a quelques années, et qui aurait duré quelques semaines ; mais cette lésion n'aurait pas été taxée de chancre par le médecin qui l'a traitée, et n'aurait été le prélude d'aucun autre accident. D'autre part, en l'interrogeant avec soin et en examinant, une à une, toutes les parties du corps, nous n'avons rien trouvé qui puisse faire soupçonner des antécédents de syphilis.

Et nous en étions là, c'est-à-dire nous ne trouvions aucune raison d'être à ce tabes, lorsqu'un complément d'examen m'a révélé ce à quoi nous ne nous attendions guère, à savoir : deux signes en faveur d'une infection syphilitique héréditaire, tout au moins deux signes de l'ordre de ceux que laisse fréquemment à sa suite l'*infection hérédo-syphilitique*.

Ces deux signes sont :

D'une part, une *taie cornéenne*, avec antécédents d'ophthalmies chroniques.

Et, d'autre part, des *sillons dentaires* et des *atrophies dentaires*.

Précisons :

1° Sur la cornée droite existe une petite taie centrale, blanchâtre, en forme de strie allongée dans le diamètre vertical, mesurant environ un millimètre de largeur sur trois millimètres de hauteur. Cette taie rend la vision imparfaite de ce côté, assez imparfaite pour que le malade ait été, de ce chef, réformé du service militaire.

Elle aurait succédé à des maux d'yeux prolongés, qui ont affecté le malade pendant son enfance. Jusqu'à l'âge de 12 à 13 ans, dit-il, il aurait presque constamment été affecté d'ophthalmies.

2° Sur les dents, nous trouvons de nombreuses érosions transversales en forme de *sillons* très accentués, érosions rappelant celles qui ont été décrites par divers auteurs comme constituant des stigmates de syphilis héréditaire. On trouve de ces sillons sur les incisives médianes supérieures, les quatre incisives inférieures et les canines. En outre, quelques-unes de ces dents présentent une *atrophie* très marquée de leur sommet.

De ces deux signes — les seuls de ce genre, d'ailleurs, que nous ayons rencontrés sur ce malade — sommes-nous autorisés à déduire une conclusion formelle, c'est-à-dire à affirmer que ce malade ait été affecté de syphilis héréditaire ?

Non, Messieurs, nous ne devons pas aboutir à cette conclusion ; nous n'en avons pas le droit cliniquement, et cela pour les deux raisons suivantes :

1° Parce que la syphilis n'est pas la seule maladie qui puisse déterminer soit des taies cornéennes, soit des sillons dentaires ;

2° Parce que la syphilis héréditaire tardive ne peut être sûrement et formellement diagnostiquée que d'après des commémoratifs certains portant sur les ascendants, d'après une enquête instituée sur les parents, enquête aboutissant à révéler sur les dits parents une infection syphilitique. Or, en l'espèce, les commémoratifs de ce genre nous font défaut. Le père du malade est mort ; la mère est éloignée. Donc, nous ne savons rien, au moins rien encore (car nous ferons tous nos efforts pour interroger la mère) sur l'état syphilitique des parents.

Mais, s'il est impossible de rien affirmer de certain, tout au moins nous reste-t-il des *présomptions*, et des présomptions de haute valeur sur l'existence possible d'une infection hérédo-syphilitique chez notre malade. Non, certainement, la syphilis héréditaire n'est pas démontrée chez lui ; mais elle est pour le moins possible, rationnellement possible. Car les deux ordres de signes que nous avons relevés sur lui sont assurément bien suspects.

D'une part, on sait, depuis Hutchinson, combien sont communes, chez les sujets issus de parents syphilitiques, les ophthalmies, les ophthalmies de longue durée, et plus spécialement la kératite, comme celle dont sûrement notre malade a été affecté et qui lui a laissé la taie que nous constatons actuellement.

Et, d'autre part, si les sillons et les atrophies dentaires peuvent résulter de toute maladie grave venant à affecter le fœtus ou l'enfant dans les premiers temps de la vie, il ne reste pas moins certain que, de toutes les maladies qui produisent ces sillons, la syphilis est de beaucoup la plus commune, et cela pour cette simple raison qu'elle est la maladie grave, par excellence, qui sévit le plus fréquemment à cette époque de la vie.

Donc, chacun de ces deux signes, considéré isolément, comporte une valeur pour le diagnostic rétrospectif en question ; et, de plus, leur réunion sur un même malade comporte une signification bien plus grande encore, car ils se prêtent un mutuel appui, une confirmation réciproque.

A tout prendre, ces deux signes constituent une *probabilité* (je ne dis que cela, mais je dis cela), en faveur d'une infection syphilitique héréditaire.

Or, cela acquis, une question se pose tout naturellement : est-ce que le tabes de notre malade ne pourrait pas dériver d'une syphilis héréditaire ?

Pourquoi non ? répondrai-je à priori.

S'il est certain, et le fait n'est ni discutable ni discuté aujourd'hui, que la syphilis acquise soit la cause par excellence, la cause majeure du tabes, je demande ce qu'il y aurait d'extraordinaire à ce que la syphilis héréditaire lui servît également d'origine.

Ce qui serait extraordinaire, ce serait que la syphilis héréditaire ne fît pas ce que fait la syphilis acquise. C'est là ce qui serait étrange, inadmissible, impossible, dirai-je.

Quelle différence existe-t-il donc, en effet, entre la syphilis acquise et la syphilis héréditaire? Rien autre qu'une différence de provenance, de réception de virus. Qu'elle dérive d'une contagion ou d'une infection *in utero*, la syphilis est toujours la syphilis ; acquise, ou reçue par voie d'hérédité, c'est toujours la même maladie.

Et d'ailleurs, depuis que l'attention s'est portée, ces derniers temps, sur ce qu'on appelle la syphilis héréditaire *tardive*, n'a-t-on pas vu cette syphilis déterminer presque tous les accidents que comporte la syphilis acquise?

Ne l'a-t-on pas vue, comme la syphilis acquise, déterminer les lésions les plus diverses, affecter tous les systèmes extérieurs ou intérieurs?

Ne l'a-t-on pas vue, comme la syphilis acquise, déterminer des syphilides cutanées ou muqueuses ; — des gommes du tissu cellulaire ; des lésions osseuses ; — des affections oculaires ; — des lésions gommeuses des cavités buccale et pharyngienne ; — des lésions viscérales, par exemple des hépatites, des cirrhoses, des gommes du foie, etc ; — des sarcocèles spécifiques ; — des lésions cérébrales ; — des lésions médullaires, etc., etc. ?

D'une façon générale, tout ce que fait la syphilis acquise, la syphilis héréditaire le réalise ; et, si la preuve de ce fait n'est pas encore absolument et complètement acquise sur tous les points, nous pouvons préjuger sans crainte qu'elle le sera dans peu de temps, lorsque de nouvelles études auront achevé l'histoire de cette curieuse syphilis héréditaire tardive.

Donc, rationnellement, nous sommes conduits à cette conclusion : que la syphilis héréditaire peut produire le tabes tout comme le produit si fréquemment la syphilis acquise.

Mais les choses de clinique ne se jugent pas par des *a priori*, par des considérations d'analogie ; elles se jugent par des faits.

Eh bien, a-t-on vu des cas de tabes dériver d'une infection syphilitique héréditaire ? Voilà la question qui nous intéresse, voilà la question qui doit être discutée et de laquelle tout dépend en l'espèce.

Oui ou non, a-t-on vu de tels faits ?

A la question ainsi posée, force m'est de répondre : Non, quant à présent. Je ne sache pas, en effet, qu'il existe une seule observation absolument complète et irréprochable, inattaquable, dans laquelle on ait vu le tabes se produire sur un sujet indubitablement affecté de syphilis héréditaire.

Mais quelques faits, bien qu'incomplets, établissent de sérieuses présomptions en ce sens.

Tel serait le cas de notre malade par exemple. Tels sont encore deux autres cas (sans parler d'un quatrième sur lequel j'ai eu le tort de ne pas conserver de notes écrites), où de réels soupçons de syphilis héréditaire devaient planer sur des sujets affectés de tabes.

Je ne vous raconterai pas en détail les deux faits en question, mais je dois, tout au moins, vous en donner le sommaire.

Le premier est relatif à une femme de 30 ans, profondément ataxique depuis une dizaine d'années, lorsque j'eus l'occasion d'être consulté à son sujet. Cette femme n'avait jamais eu d'accidents syphilitiques. Mais elle racontait spontanément qu'elle était née d'un « père syphilitique », et que sa mère avait eu une nombreuse série de fausses couches, que divers médecins avaient rapportées au mal du mari. En outre, elle avait été affectée, vers l'âge de trois ans, d'une ophthalmie grave qui lui avait duré plus d'un an et qui avait laissé sur l'une de ses cornées une tache blanchâtre, très facilement appréciable.

Dans le second fait, il s'agit d'un garçon d'une vingtaine d'années, ataxique depuis 18 mois à 2 ans. Ce jeune homme n'avait jamais eu la syphilis, et même n'avait pas encore eu de rapports vénériens. En cherchant sur lui la cause du tabes, je découvris trois signes de syphilis héréditaire, à savoir :

1° Des *cicatrices lombo-fessières*, du genre de celles que M. Parrot a signalées et bien étudiées comme stigmates des syphilis du premier âge. M. Parrot, à qui je montrai ce malade, déclara que, pour lui, « ces cicatrices étaient tout à fait démonstratives » ;

2° Plusieurs *érosions dentaires* et une dent absolument amorphe. L'une des canines était complètement modifiée ou plutôt dénuée de forme, si bien qu'elle ressemblait moins à une dent qu'à un caillou ;

3° Enfin, ce jeune homme présentait deux *testicules* tout petits, tout au plus gros comme un haricot, extrêmement durs et manifestement scléreux. C'était là, très vraisemblablement, en l'absence de tout incident et de tout commémoratif capables d'expliquer de telles lésions, le résultat d'une sclérose consécutive à un sarcocèle spécifique, survenu dans le tout jeune âge.

Voilà donc trois cas, dans lesquels des malades affectés de tabes présentaient diverses lésions de l'ordre de celles qu'on rencontre usuellement chez les sujets affectés de syphilis héréditaire.

Malheureusement, dans aucun de ces cas, il ne m'a été possible de remonter aux ascendants, c'est-à-dire d'interroger et d'examiner les parents de mes malades ; de sorte qu'il manque à tous ces cas ce qui les aurait rendus absolument démonstratifs.

Donc, loin de moi l'intention de vous dire, dépassant la valeur à accorder aux faits précédents, que la lumière est faite sur le point qui nous occupe, et que très certainement le tabes peut dériver d'une syphilis héréditaire. Cela, je ne le dirai pas, parce que je n'en ai pas le droit. Mais je dirai ceci, qui est conforme à la réalité des faits, à savoir :

Dans plusieurs cas déjà, on a relevé sur des sujets tabétiques des signes ou des commémoratifs qui laissaient peu de doutes sur l'existence d'une infection syphilitique héréditaire ; — et il n'a manqué à ces divers cas, pour être démonstratifs, que le critérium formel de l'enquête sur les ascendants.

Donc, il y a quelques présomptions, à la fois rationnelles et cliniques, pour supposer dès aujourd'hui que le tabes peut avoir son origine dans une syphilis héréditaire.

La question n'est pas résolue, certes ; mais elle se pose, elle s'impose. Il y aura donc désormais, dans toute enquête étiologique du tabes, à tenir compte de cette éventualité et à rechercher si les malades ne sont pas les descendants de parents infectés de syphilis.

Jusqu'ici, on ne s'était en rien préoccupé de ce point de vue spécial dans la recherche des antécédents des tabétiques. Actuellement, de par les présomptions tirées des faits cliniques en question, il y aura lieu d'en tenir compte. Car, et ce sera là ma conclusion :

D'une part, il est absolument rationnel que le tabes puisse dériver d'une syphilis héréditaire, puisqu'il dérive si fréquemment, si habituellement, de la syphilis acquise ;

Et, d'autre part, cette donnée rationnelle a déjà reçu une ébauche de démonstration des faits que je viens de signaler.

Paris. — Typ. A. PARENT, A. DAVY, succr, imp. de la Faculté de médecine,
52, rue Madame et rue Corneille, 3

TRENTE-DEUXIÈME ANNEE

LA
FRANCE MÉDICALE

Paraissant les Mardi, Jeudi et Samedi

Rédacteur en chef :

LE Dr E. BOTTENTUIT

Ancien interne des hôpitaux de Paris,
Médecin consultant aux Eaux de Plombières.

COMITÉ DE RÉDACTION :

A. RICHET

Professeur de clinique chirurgicale,
Membre de l'Acad. de médecine.

MICHEL PETER

Professeur de pathologie médicale,
Membre de l'Acad. de médecine.

DAMASCHINO

Professeur de pathologie médicale
Médecin des hôpitaux.

P. BERGER

Professeur agrégé à la Faculté,
Chirurgien des hôpitaux.

F. LABADIE-LAGRAVE

Médecin des hôpitaux.

SECRÉTAIRE DE LA RÉDACTION :

Dr A. CHEVALLEREAU,

Ancien interne des hôpitaux.
Oculiste consultant de la Compagnie Paris-Lyon-Méditerranée.

COLLABORATEURS :

MM. les professeurs GOSSELIN, PANAS, Germain SÉE, LABOULBÈNE, B. BALL,
A. FOURNIER, BOUCHARD, BONDET (de Lyon),
MM. BUCQUOY, FERNET, LE DENTU, RENDU, PROUST, BESNIER, POLAILLON, MAURIAC,
DE SAINT-GERMAIN, DESCROIZILLES, CADET DE GASSICOURT, DELORE (de Lyon)
TH. ANGER, MARTINEAU, DIEULAFOY, CORLIEU, LAUGIER, H. BARTH, BAZY, GENEVOIX,
Ern. GAUCHER, JUMONT, L. BOUCHER, GARNIER, ORY.

PARIS

A. DELAHAYE ET E. LECROSNIER, ÉDITEURS

PLACE DE L'ÉCOLE-DE-MÉDECINE

www.ingramcontent.com/pod-product-compliance
Ingram Content Group UK Ltd.
Pitfield, Milton Keynes, MK11 3LW, UK
UKHW020115100726
13658UKWH00005B/2184